Spitz- und Breitwegerich

PLANTAGO

Wohltuendes aus der Natur

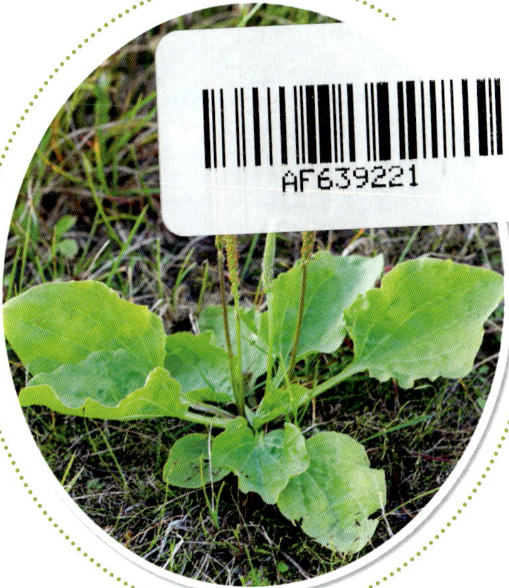

tosa

Inhalt

Vorwort

Der Spitzwegerich hat mich in meiner Ausbildung zur Heilkräuterfrau besonders beeindruckt, hat er doch die optimale Zusammensetzung von Inhaltsstoffen für alles „Entzündete“. Unter vielem anderen besitzt er Schleimstoffe und ein pflanzliches „Antibiotika“. Das heißt, wenn jemand eine eitrige Mandelentzündung hat, legt der Spitzwegerich seine schützende Schleimschicht über die entzündeten Mundareale und vertreibt gleichzeitig die krankheitserregenden Bakterien und Viren.

Das war für mich als Krankenschwester unfassbar und absolut sensationell – so etwas hat die Schulmedizin nicht zu bieten. Kein Wunder also, dass der Wegerich zu den neun heiligen Kräutern gehört, die in alten Sagen, Mythen und Kräuterbüchern immer wieder auftauchen.

Sie beschreiben die neun wichtigsten und stärksten Heilkräuter, die wir in Mitteleuropa kennen. Sie wechseln von Region zu Region ein wenig, aber es sind immer neun Kräuter … und der Wegerich gehört dazu. In einem alten druidischen Zauberspruch zum Segnen dieser heiligen Kräuter heißt es zum Wegerich:

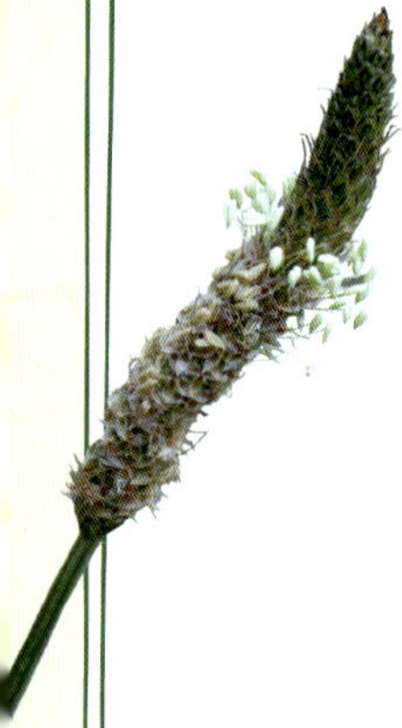

„Und du Wegerich, Mutter der Pflanzen, offen nach Osten, mächtig im Innern:
über dich knarrten Wagen, über dich ritten Königinnen,
über dich jauchzten Bräute, über dich schnaubten Stiere.
Allen widerstandest du und setztest dich entgegen,
so widerstehe auch dem Gift und der Ansteckung und dem Übel, das über das Land dahinfährt.“

Was ist nun so besonders am Wegerich, dass er in den Kreis dieser heiligen Kräuter aufgenommen wurde? Ja, wir „modernen“ Menschen können aus dem Kräutlein fast alle Inhaltsstoffe herausfiltern, sie mikroskopisch untersuchen und dabei einen Teil ihrer Wirkweisen erkennen.

Wir können sie auch ziemlich sicher verschiedenen Indikationen zuordnen. Aber die Fähigkeit, die Essenz zu sehen, zu verstehen und entsprechend zu handeln haben wir wohl zu großen Teilen verloren. Sonst wäre unsere Welt nicht so, wie sie jetzt ist. Also dann – machen wir uns gemeinsam auf die Suche … nach dem Geheimnis des Wegerichs.

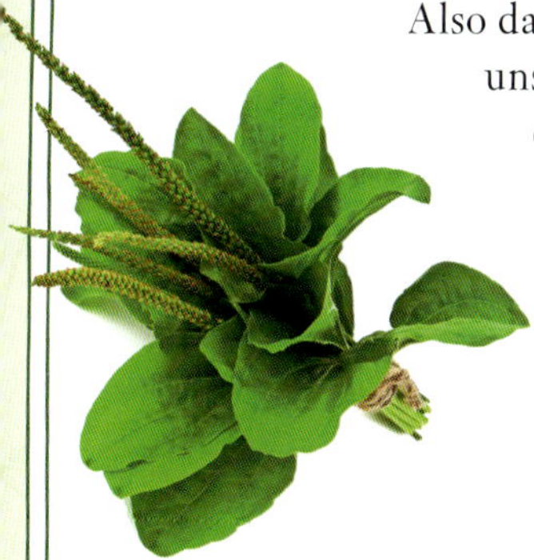

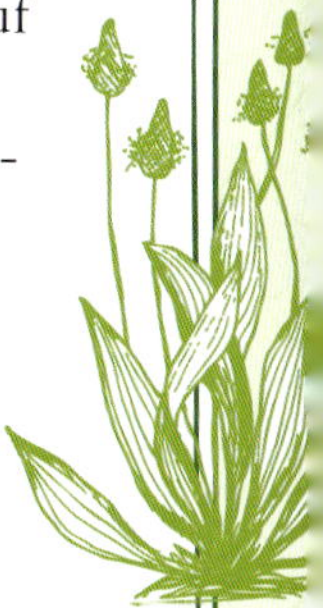

Steckbrief

Wissenschaftlicher Name:

Spitzwegerich: *Plantago lanceolata L.*
Breitwegerich: *Plantago major L.*
Mittlerer Wegerich: *Plantago media L.*
Hirschhornwegerich: *Plantago coronopus*

Volksnamen:

Spitzwegerich: Aderblatt, Aderkraut, Heilwegerich, Rossrippe, Schafzunge, Siebenrippe, Spießkraut
Breitwegerich: Mausöhrle, Rippenblatt, Saurüssel, Wegeblatt, Wegebreit, Ackerkraut, Wegtritt
Mittlerer Wegerich: Duftender Wegerich
Hirschhornwegerich: Kapuzinerbart, Mönchsbart, Ziegenbart, Schlitz-Wegerich

Familie:

Wegerichgewächse *(Plantaginaceae)*

Verwendete Pflanzenteile:
Blätter, Wurzeln und Samen

Sammelzeit Blätter:
Ende April bis Mitte September

Sammelzeit Samen:
nach dem Einzug der Blätter ab Mitte Juni

Sammelzeit Wurzeln:
ganzjährig (außer der Boden ist gefroren)

Die wichtigsten Inhaltsstoffe:
Spitzwegerich: Glykoside (antibiotisch), Kieselsäure, Kalium, Vitamin C, Iridoide (antibiotisch), ätherisches Öl, Aucubin (antibiotisch), Flavonoide (antioxidativ)
Breitwegerich: Alantoin (Beschleunigung des Zellaufbaus, antioxidativ), Iridoide (antibiotisch), Bitterstoffe, Gerbstoffe (unterstützen u. a. die Wundheilung), Salicylsäure (schmerzlindernd), Schleimstoffe (hautschützend), Aucubin (antibiotisch), Polyphenole (antioxidativ)

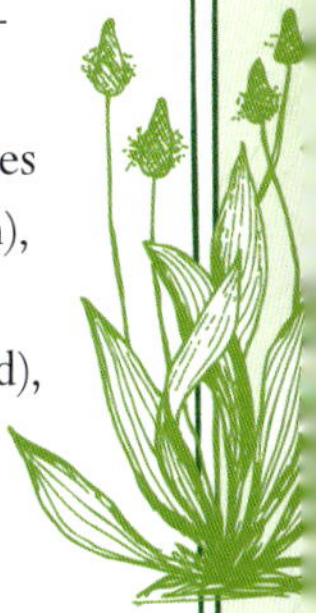

Mittlerer Wegerich: Iridoide (antibiotisch), Gerbstoffe, Kieselsäure
Hirschhornwegerich: Bitterstoffe, Mineralsalze, Carotinoide, Vitamin A und Vitamin C

Obwohl der Hirschhornwegerich durchaus Heilwirkungen hat, ist er doch nicht so wirksam wie seine Wegerich-Brüder. Deshalb verlassen wir ihn hier und begegnen ihm erst wieder bei den Kochrezepten.

Medizinische Anwendung:
Schleimhautschützend, zusammenziehend, entzündungshemmend, antibiotisch, blutstillend

Planetenzugehörigkeit:
Merkur

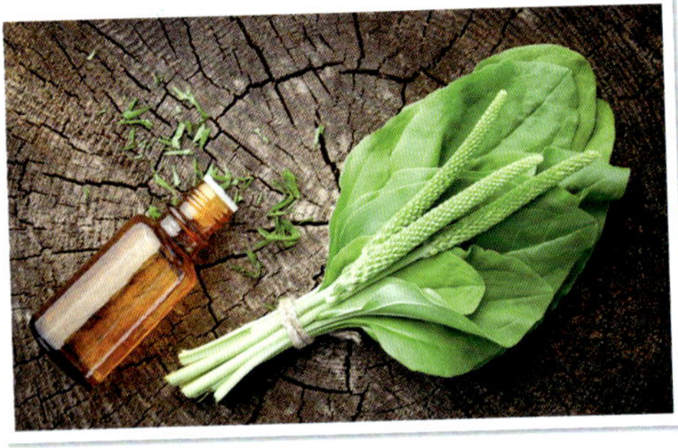

Einleitung

Der Wegerich begegnet uns auf Schritt und Tritt – und besonders häufig am Wegesrand. Schließlich ist er der „König der Wege“: Sein Name setzt sich aus dem althochdeutschen *wegarîh* = Weg und *rîch* = König zusammen.

Der Gattungsname *plantago* entstammt dem lateinischen Wort *planta*. Eine Bedeutung dieses Wortes ist „Fußsohle“ oder „Fuß“. So wird häufig interpretiert, dass die weißen Siedler den klebrigen Samen des Wegerichs an den Fußsohlen aus Europa mitgebracht haben.

Deshalb nannten die Indianer den Wegerich „Fußstapfen des Weißen Mannes“. Um der Bedeutung des Wegerichs auf die Spur zu kommen, müssen wir uns auf lang vergangene Zeiten zurückbesinnen …

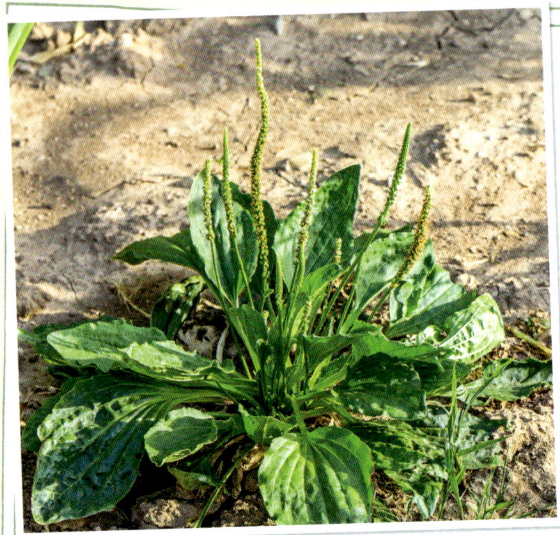

Bei unseren Vorfahren diente der „Weg“ ausschließlich kultischen Zwecken, hatte also eher die Bedeutung einer „Reise“ – so wie heute noch der Jakobsweg nicht den Weg als solches meint, sondern die sakrale Reise eines Pilgers oder Suchenden auf dem Weg nach Compostella …

Die „Sakral-Wege“ des Neolithikums bezeichneten in der Regel eine mystische

Reise bzw. den immerwährenden Kreislauf von Kommen und Gehen, Leben und Tod. Ein aufgebahrter Leichnam wurde über den geheiligten Weg zur Begräbnisstätte getragen, um dort seine letzte Reise anzutreten. Sicher gab es auch „Frauen-Wege" zu einem Platz oder vielleicht zu einer Höhle, in der Frauen ihre Mondzeit feierten oder Kinder zur Welt brachten.

So kennen es die letzten Ureinwohner heute noch. Zu Frühjahrsbeginn wurde die Figur der Fruchtbarkeitsgöttin Ostara von Osten her über das Land getragen, um als lebensspendendes Sinnbild die Felder fruchtbar zu machen. Und auf all diesen Wegen wuchs der Wegerich, als König der Wege.

Um nun den Zusammenhang verstehen zu können, muss man wissen, dass in allen Kulturen das warme, rote Blut immer symbolisch für das Leben stand. Blutverlust bedeutete Lebensverlust und eine unstillbare Blutung führte in jedem Falle zum Tode.

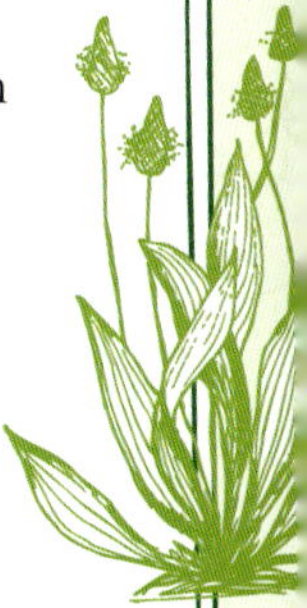

Dagegen stand nun der Wegerich mit seiner blutstillenden Eigenschaft. Er war also das Zünglein an der Waage zwischen Leben und Tod, der König der Wege des Lebens bzw. Sterbens.

So hielten germanische Frauen während der Geburt in der Herzhand (linke Hand) ein Büschel Wegerichwurzel, um sich vor übermäßigem Blutverlust zu schützen.

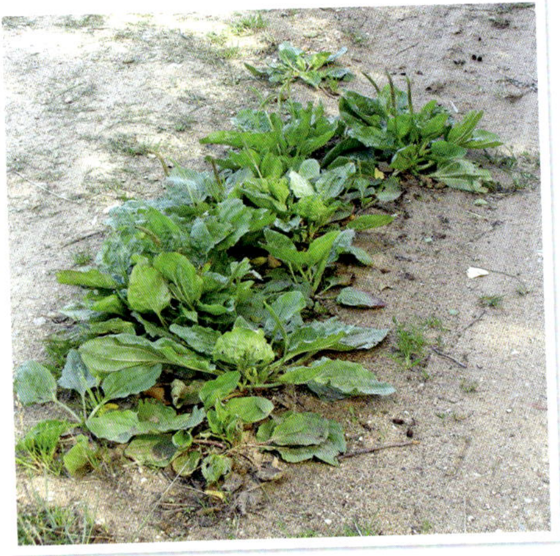

Vorkommen

Der Wegerich ist in Europa, Asien und Nordamerika verbreitet. Wegeriche sind ausgesprochene Tiefwurzler und können sich so auch auf kargem Boden gut mit Nährstoffen versorgen.

Der Breitwegerich ist hauptsächlich auf Wegen und am Wegesrand zu finden – und macht seinem Namen somit alle Ehre.
Der Spitzwegerich hingegen liebt Wiesen und eher feuchte Plätze.

Den mittleren Wegerich trifft man häufig auf Magerwiesen, Halbtrockenrasen und an Wegrändern an. Er bevorzugt trockenen, kalkhaltigen Boden und findet sich bis in Höhenlagen von 1800 Metern.

SPITZWEGERICH:

Die Blätter sind lanzettlich geformt und sitzen in einer grundständigen Rosette. Sie sind 20–40 cm lang, kaum behaart und längsadrig mit bis zu 7 Blattnerven.

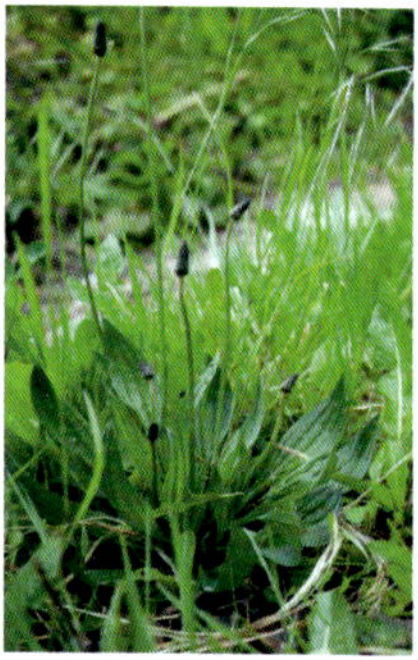

Aus der Mitte der Rosette wächst ein blattloser, längsgefurchter Stängel, der 10–40 cm lang ist. An dessen Ende sitzt die kurze Ähre mit ihren unscheinbaren Blüten. Diese bilden zarte, weißliche Staubgefäße aus, die sich über den Wind befruchten lassen. Die Fruchtkapsel ist 3–4 mm lang und enthält 2 Samen.

Die Verbreitung erfolgt über die klebrigen Samen, die an Tierpfoten, Schuhen und Rädern haften. Ein geringer Teil der Vermehrung findet über die dicken, reichfaserigen Wurzelsprosse statt.

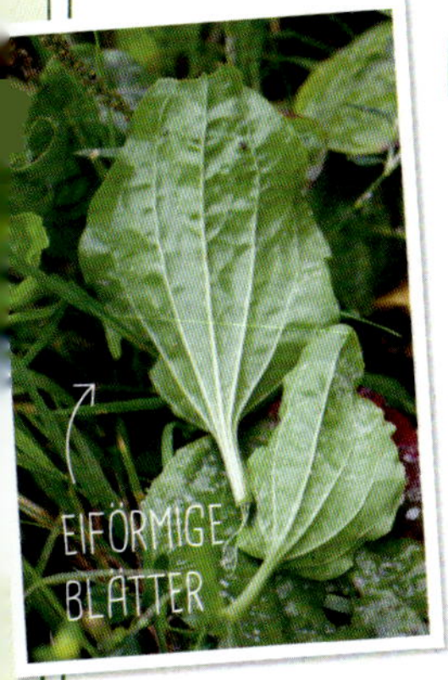

BREITWEGERICH:

Der Breitwegerich kann bis zu 40 cm groß werden. Die langgestielten, kahlen, nur selten leicht behaarten Blätter des Breitwegerichs sind eiförmig und manchmal, bei optimalem Standort, handtellergroß. Die Ähren sind lang und die Blüten oft leicht rötlich gefärbt, besitzen allerdings keinen eigenen Geruch.

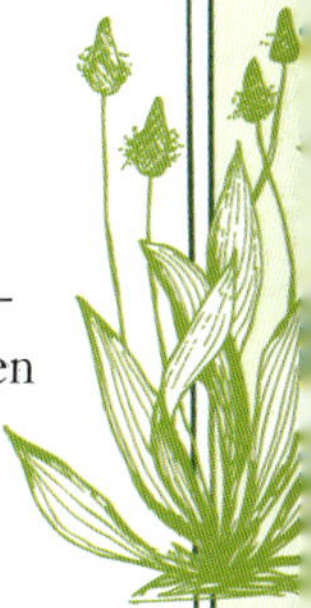

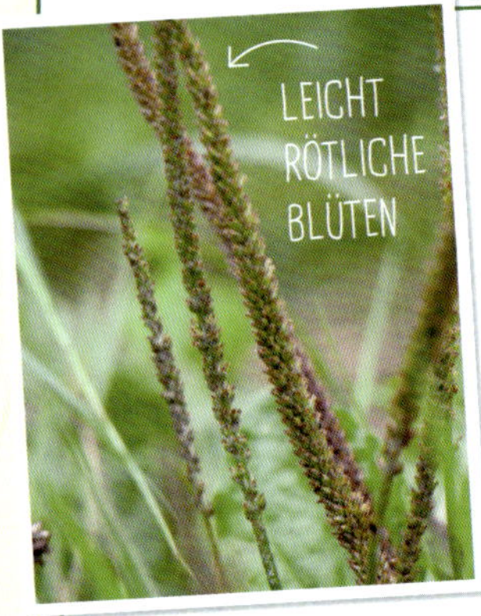

Wenn die Samen des Breitwegerichs nass werden, werden sie klebrig und verteilen sich leicht: Sie werden von Tieren, Menschen und Autoreifen über weite Strecken mitgenommen. Durch die große Anzahl von Pollen bei der Windausbreitung sind sie wichtige Auslöser von Heuschnupfen.

Mittlerer Wegerich:

Die Blätter sind elliptisch oder schmaleiförmig, 8–16 cm lang und meistens ungestielt. Sie sind im Gegensatz zu den anderen 2 Arten weißlich behaart und der Blattrand ist in der Regel ganz-randig, selten leicht gezähnt.

Die Rosette liegt dicht am Boden. An einem blattlosen Stängel bildet sich ein 2–5 cm langer, walzenförmiger Blütenstand. Die Blüten sind duftend, da sich der mittlere Wegerich auf die Insekten als Bestäuber spezialisiert hat. Die langen Staubfäden sind weiß, oft aber auch lila und rosafarben, und ca. 4- bis 5-mal so lang wie die ganze Krone. Jede Samenkapsel trägt 1–4 schwarze, leicht runzelige Samen.

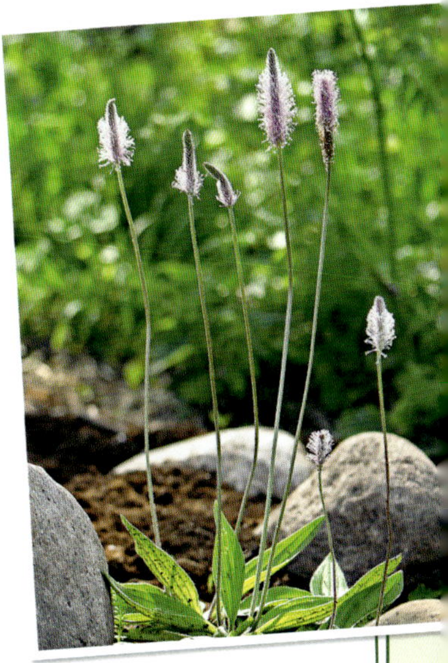

Alle Wegericharten sind vollkommen ungiftig und können gefahrlos gegessen werden.

VERWENDUNGSMÖGLICHKEITEN

Von allen Sorten des Wegerichs kann man alles essen. Im zeitigen Frühjahr kommen die ersten Blättchen in den Salat. Sind die feinen Blättchen lila überhaucht, ist das nicht schlimm – das liegt an den sogenannten Anthocyanen (Pflanzenfarbstoffen): Wenn das Chlorophyll im Herbst oder an kalten Tagen im Frühjahr zerfällt, häufen sich dadurch Anthocyane an. Die Pflanze verfärbt sich und nimmt starke Violett-, Blau- und Rottöne an. Essen kann man die zarten Blättchen trotzdem, sie sehen im Salat sogar besonders schön aus.

Wenn die Zeit der zarten Blättchen vorbei ist, können die größeren, festeren Blätter in feine Streifen geschnitten und zu leckeren Suppen oder Pesto verarbeitet werden. In Verbindung mit Butter oder einem guten Speiseöl kann der Wegerich auch gebraten

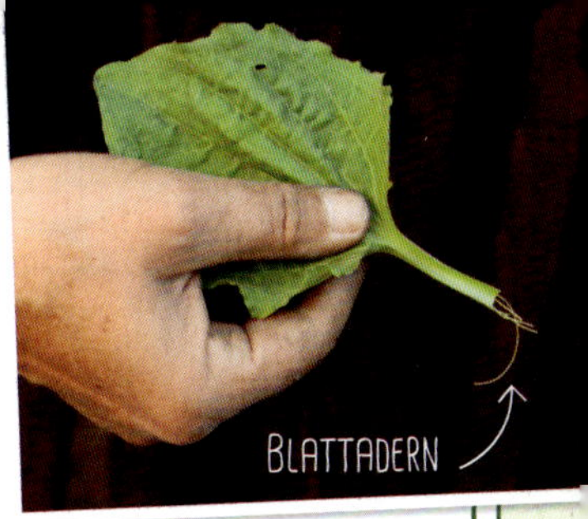

oder zu Brotaufstrichen verarbeitet werden. Etwas später werden die Samenstände aller Wegericharten abgeerntet. Die kleinen walzenartigen Samenstände schmecken noch intensiver nach leckerem Pilz als das Blatt. Wenn die Samen ausgereift sind (bis zu 40 000 pro Pflanze!), werden sie abgerieben und getrocknet über das Müsli, in den Quark, in Kuchen usw. gegeben.

Bei Kindern ist der Wegerich sehr beliebt als Orakelpflanze: Wenn man den Stängel von einem Breitwegerichblatt abreißt, kann man anhand der herausstehenden Blattadern angeblich erfahren, wie viele Kinder man haben wird oder in wie vielen Jahren man heiratet und einiges mehr.

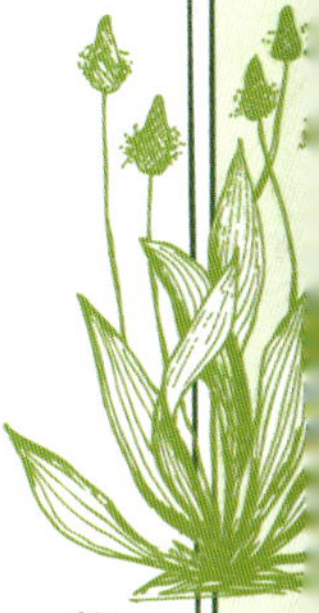

Das Sammeln von Kräutern

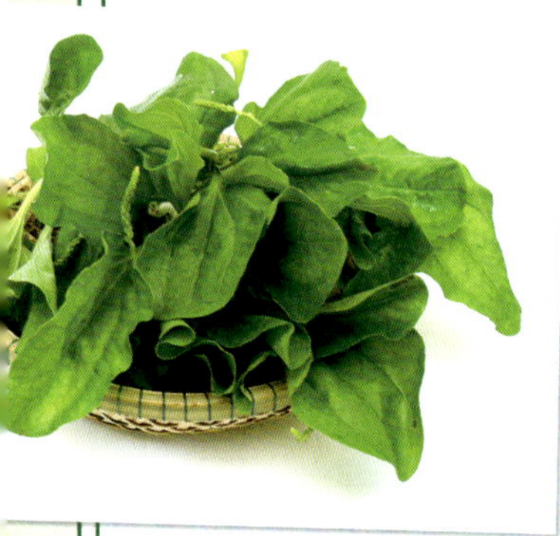

Grundsätzlich gilt, dass man nur Pflanzen sammeln darf, die man mit hundertprozentiger Sicherheit erkennt! Bei der Sammlung von wildlebenden Pflanzen sind generell folgende Regeln zu beachten:

- Natürlichen Standorten keine Pflanzen entnehmen, die geschützt oder gefährdet sind.
- Dem Standort niemals das gesamte Pflanzenvorkommen entnehmen.
- Pflanzenteile so ernten, dass die Pflanze sich wieder erholen kann.

- Sammelort auf mögliche Schadstoffe aufgrund von Umweltverschmutzungen überprüfen.
- Auf mögliche lebende Gesundheitsgefahren, wie z. B. Zecken oder Fuchsbandwurmeier, achten. Letztere werden ausschließlich über den Fuchskot übertragen – deshalb gilt: Niemals Kot im Wald anfassen!
- Nur so viel Pflanzengut sammeln, wie tatsächlich benötigt wird.
- Nur schöne, heile und rundum gesunde Pflanzen sammeln.

Pflücken Sie die Pflanzen so, dass Sie sie zu Hause nur noch waschen müssen (falls überhaupt notwendig). Denn wenn Sie erst noch alles aussortieren müssen, geht der Spaß schnell verloren: Die Kräuter sind vielleicht schon angewelkt oder nass und können nur mit größter Mühe voneinander getrennt und sortiert werden.

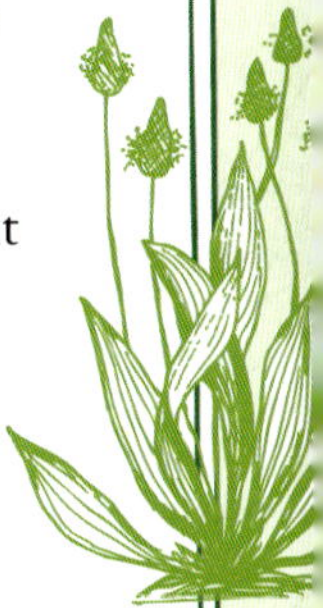

Zum Kräutersammeln hilfreiche Utensilien:

- ein Korb, ausgelegt mit einem feuchten Handtuch
- ein feststehendes Messer
- eine Schere
- evtl. eine kleine Schaufel für die Wurzeln
- ein Bestimmungsbuch
- Papiertüten für anderes Sammelgut, wie z. B. Beeren, Nüsse o. Ä.
- evtl. eine Lupe

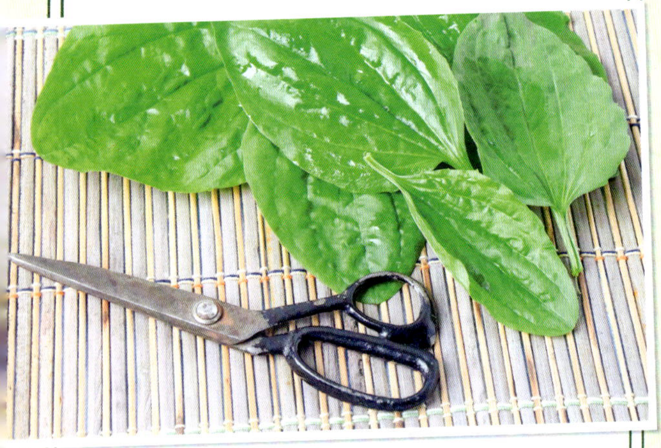

Alle 3 Wegericharten besitzen einen Inhaltsstoff, der sich „Iridoid“ nennt. Dieser Inhaltsstoff besitzt sehr stark antibiotisch wirksame Eigenschaften, die wir sehr gut nutzen können. Sie kommen vor allem im Spitzwegerich in großen Mengen vor, aber auch in den anderen Wegericharten.

Allerdings sind die Iridoide sehr empfindlich – sie fällen bei der kleinsten Berührung aus, d. h. sie verändern sich so, dass sie keine antibiotische Wirkung mehr haben. Auf dem Wegerichblatt entstehen dann schwarze Punkte überall dort, wo wir das Blatt berührt haben. Deshalb sollten Sie unbedingt beachten, dass Wegerichblätter, die getrocknet werden sollen, nur ganz unten am Stiel abgepflückt werden dürfen. Die Blätter immer einzeln in den Korb legen (keine „Sträuße“ sammeln)!

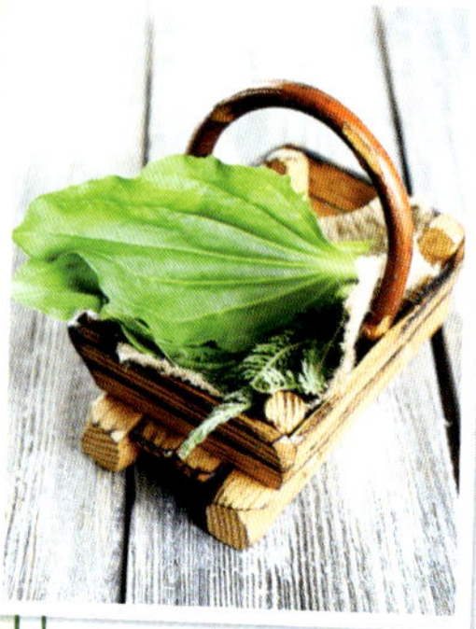

Zuhause wird Blatt für Blatt einzeln am untersten Ende aufgenommen und vorsichtig ausgelegt. Wenn irgend möglich, waschen Sie den Wegerich bitte nicht. Wenn Sie mit einer Darre arbeiten, sind die Blätter nach etwa 5–7 Wochen trocken, das kommt natürlich auf den Standort der Darre an. Falls Sie einen Dörrautomat haben, stellen Sie diesen auf die mittlere Stufe für eine schonende Trocknung.

Man kann es nicht immer vermeiden, dass die Iridoide doch an kleinen Stellen ausfällen, das Blatt kann dann trotz der schwarzen Flecken noch verwendet werden.

P.S.: Wer an „Blatttagen" (günstige Planeten- und/oder Mondkonstellationen) seinen Spitzwegerichvorrat sammelt, hat größere Chancen auf gute Ware.

Herstellung von Blütenessenzen

Die Anwendung von Blütenessenzen geht auf den britischen Arzt Edward Bach zurück. Er ging davon aus, dass jede körperliche Krankheit auf einer seelischen Störung beruht und dass man diese durch Harmonisierung heilen kann. Diese Harmonisierung wird durch Blütenessenzen („Bachblüten") unterstützt.

Die Bachblüten werden mit der Sonnenmethode gewonnen, d. h. man nutzt die Kraft der Sonne, um die Schwingungen der Blüten auf das Wasser zu übertragen. Da die Sonne auf die Blüten einwirken muss (mindestens 3 Stunden), um eine sogenannte Mutteressenz herzustellen, funktioniert die Sonnenmethode auch nur an sonnigen Tagen!

Man braucht:

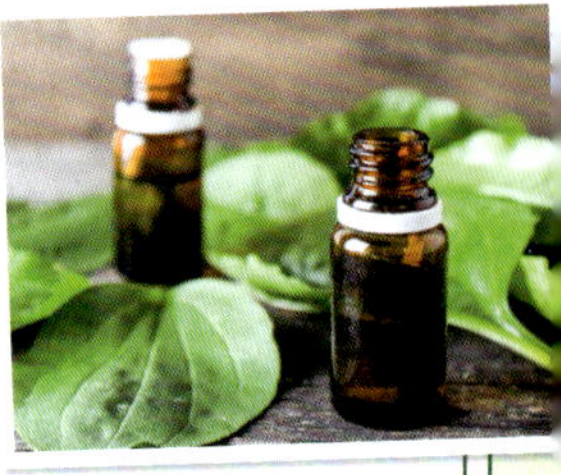

- eine Glasschale
- Quellwasser oder gutes Mineralwasser ohne Kohlensäure
- Haushaltshandschuhe oder ein Stück Papier
- Essig oder Alkohol
- eine braune Glasflasche
- einen kleinen Trichter

Anleitung:

- Die Blüten mit dem Haushaltshandschuh oder dem Papier abpflücken, um die Essenz nicht mit dem eigenen „Fingerabdruck“ zu verunreinigen.
- Das Wasser in die Schale füllen und die Blüten hineinlegen. Die Schale soll randvoll sein und die Blüten müssen vollständig mit Wasser bedeckt sein.
- Die Glasschale an einen sonnigen Platz stellen, damit die Kräfte der Blüten auf das

Wasser übertragen werden können. Sehr schön ist ein Platz auf einer Wiese oder zwischen Blumen.

- Die Blütenschale mindestens drei Stunden lang stehen lassen, dann ist die Blütenessenz, auch „Mutteressenz“ genannt, fertig.
- Die Blüten abfiltern und die Essenz in die saubere Flasche füllen. Ca. ¼ Essig oder $\frac{1}{10}$ Alkohol als Konservierungsmittel dazugeben.
- Wenn Wasser übrig ist, kann man ein paar Schlucke davon trinken oder die Stirn damit benetzen, um sich auf die Blütenessenz einzustimmen.
- Die verschlossene Flasche kurz schütteln, um die wässrige Essenz mit dem Konservierungsmittel zu vermischen, und dann mit Inhalt und Datum beschriften.
- Diese „Mutteressenz“ wird nun wie Bachblüten verwendet: Man nimmt ein Tropffläschchen und gibt 1 Tropfen der Mutteressenz auf je 10 ml Wasser.

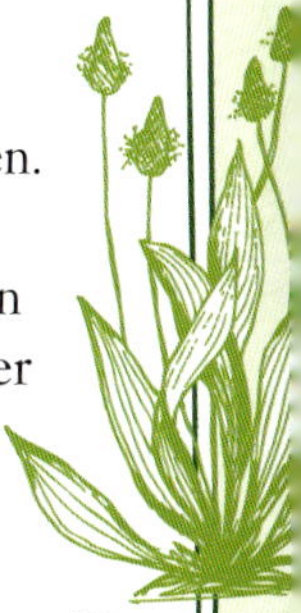

- Die Essenz wird nach Bedarf eingenommen: Bei akuten Beschwerden ca. 4 Tropfen 4-mal täglich bis stündlich, dann wird die Einnahme allmählich reduziert.

Wegerich als Blütenessenz berührt unseren Umgang mit dem, was wir als negativ bewerten. In einem belasteten Zustand ist das persönliche Selbstbild so negativ gefärbt, dass der Mensch fest daran glaubt, dem Leben nicht gewachsen zu sein. So kommt es zu Hilflosigkeitsreaktionen wie Mutlosigkeit, Zweifeln und Stress, was wiederum das Bild der Unfähigkeit noch nährt.

Der Wegerich hilft dabei, Stärke und Selbstsicherheit aus sich selbst zu ziehen und sich den Aufgaben des Lebens bewusst zu stellen. Er hilft den Menschen, aufrecht auf Herausforderungen zuzugehen und mutig durch das Leben zu schreiten.

Medizinische Anwendung

Die medizinischen Anwendungsmöglichkeiten der einzelnen Wegericharten sind äußerst vielfältig. Das hat schon der berühmte Schweizer Pfarrer und Kräuterkundler Künzle (1857–1945) erkannt, als er Folgendes schrieb:

„Verwendung findet der ganze Wegerich in all seinen Sorten, mit Wurzel, Kraut, Blüte und Samen. Er reinigt wie kein zweites Kraut Blut, Lunge, Magen, ist daher gut für alle Leut, die wenig Blut, schlechtes Blut, schwache Lungen, schwache Nerven, bleiches Aussehen haben, Ausschläge produzieren oder ewig hüsteln, heiser sind, mager werden wie die Geißen, selbst wenn man sie in Butter hinein stellen würde. Er hilft schwächlichen Kindern auf, die immer trotz guter Kost zurückbleiben."

Von seinen Inhaltsstoffen her kann der Wegerich mit hautschützenden Schleimstoffen, entzündungshemmenden Iridoiden, wundheilungsfördernden Gerbstoffen, bindegewebsstärkender Kieselsäure und Vitamin C aufwarten. Aber das ist nur eine kleine Auswahl seines Wirkspektrums …

Dabei wirkt er harntreibend, schleimlösend, auswurffördernd, verdauungsfördernd, zusammenziehend, stoffwechselanregend, wundheilend, blutstillend und sogar antibiotisch. Seine Samen können, wie Leinsamen, als Abführhilfe dienen.

Äußerliche Anwendung:

Über die unterschiedliche Wirkung der 3 Wegericharten streiten sich die Gelehrten noch. Man kann aber wohl sagen, dass der Spitzwegerich eher für Lungen- und innere Erkrankungen sowie Insektenstiche geeignet ist und der Breitwegerich eher für

Verletzungen und Blasen. Der mittlere Wegerich liegt irgendwo dazwischen.

Bei Ohrenschmerzen reißt man von Breitwegerichblättern ca. 15 Nervenfasern vorsichtig auf der Rückseite aus, formt sie zu einer kleinen Kugel und steckt sie in den vorderen Gehörgang. Lassen Sie ein paar Fasern heraushängen, damit das Bällchen nicht nach hinten rutscht und Sie es problemlos wieder herausziehen können. Dort für 1–2 Tage belassen bzw. solange, bis die Schmerzen weg sind.

Vorsicht bei Kindern: Sie könnten sich das Wegerichbällchen aus Versehen zu tief in den Gehörgang schieben.

Bei Zahnschmerzen, Zahnfleischbluten, Zahnfleischentzündungen und schlechtem Mundgeruch hilft es, eine frische, gereinigte Wegerichwurzel zu kauen.

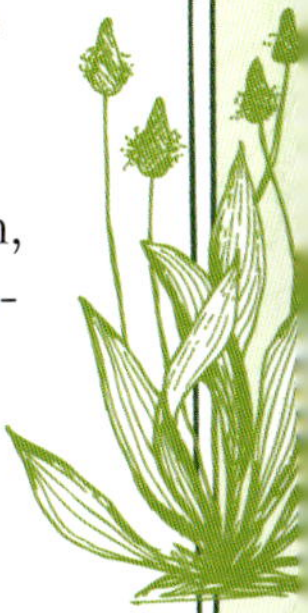

Empfohlen werden auch Breitwegerichsamen als gutes Mittel bei Soor-Erkrankungen (Soor wird ausgelöst durch den Candida-Pilz) und wenn Babys einen wunden Po haben. Wegerichsamen werden über Nacht in wenig Wasser eingeweicht. Es entsteht eine gelartige Flüssigkeit, die über mehrere Tage auf die auffällig weißen Soorflecken aufgetragen wird. Diese Flecken befinden sich meist auf der Haut, können aber durchaus auch im Mund- und Intimbereich auftreten. Klassisch sind auch Soorbeläge in den Ellenbogen, den Kniekehlen oder hinter den Ohren.

Wegerichnaturpflaster

Die wunderbar heilende Wirkung der Wegerichblätter kann eingesetzt werden bei Insektenstichen, Verbrennungen von Brennnesseln, kleinen Schnitt- und Schürfwunden, eitrigen Wunden, Fersen- und

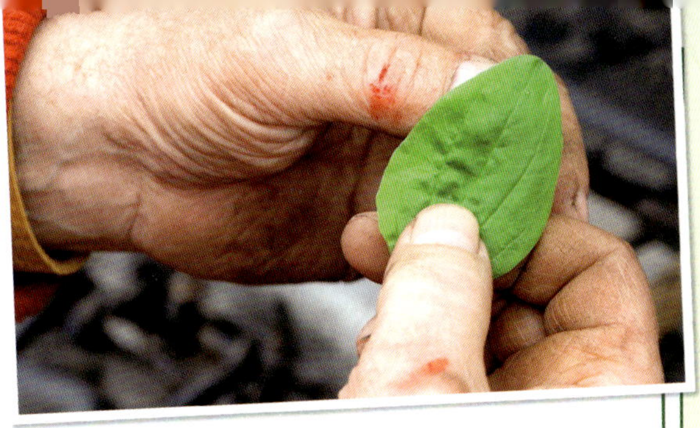

sonstigen Blasen, Hautentzündungen, aber auch bei offenen, eitrigen Wunden wie z. B. dem „offenen Bein“ bei Zuckerkrankheit oder Minderdurchblutung. Um ein solches Naturpflaster herzustellen, werden mehrere saubere Wegerichblätter gegeneinander verdreht, sodass der Saft der Blätter nach außen tritt. Nun den Saft auf die verletzte Stelle oder den Insektenstich auftragen. Dabei sollte man allerdings dringend darauf achten, dass auch immer wieder frische Luft und Sonne an die Wunde kommt, damit das *Bakterium Clostridium botulinum* (siehe Seite 34) nicht überleben kann.

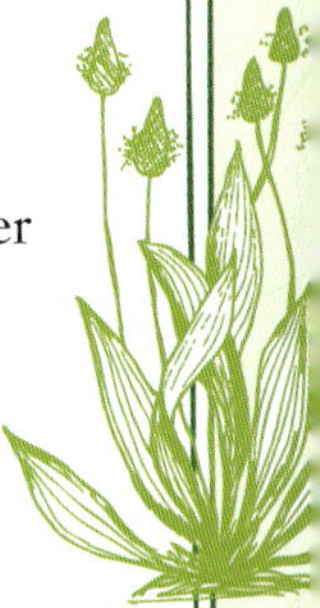

Bakterium Clostridium

Botulismus ist eine seltene Vergiftung, die durch das *Bakterium Clostridium botulinum* hervorgerufen wird. Die Keime vermehren sich vor allem in eiweißreicher Umgebung unter Luftabschluss, beispielsweise in Konserven oder verpackten Wurstwaren. Sie produzieren das Botulinumtoxin – eines der tödlichsten Gifte der Welt. Es löst schwere Nervenstörungen aus, die zum Tod führen können.

Der Keim könnte sich auf der Haut des Verletzten oder dem Blatt befinden. Deshalb soll man immer wieder Luft an die Verletzungen lassen, denn frische Luft tötet den anaeroben Keim (d. h. der Keim kann nur unter Luftabschluss überleben) schnell ab.

Spitzwegerich-Tinktur

Ein Schraubglas zu ⅔ mit frischen, vorsichtig kleingeschnittenen Spitzwegerichblättern füllen. Mit Doppelkorn bis kurz unter den Rand übergießen, verschließen und an einem warmen Ort mindestens 4 Wochen stehen lassen. Ab und zu schütteln. Dann die Tinktur über einem mit einer Kompresse oder einem Mulltuch ausgelegten Sieb abfiltern und in kleine, möglichst dunkle Sprühflaschen abfüllen.

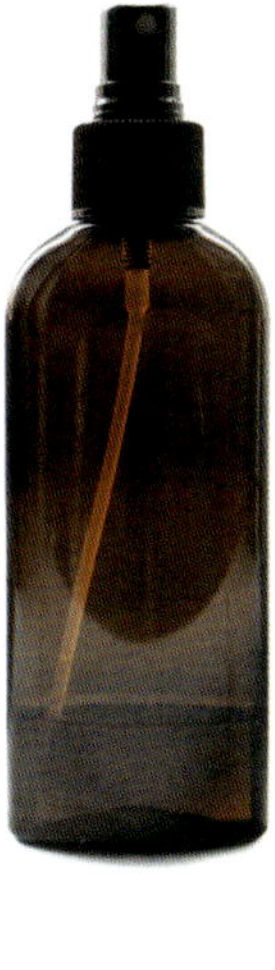

Die Tinktur wird verwendet bei kleinen Wunden, Insektenstichen und Verbrennungen mit Brennnesseln.

Spitzwegerich-Schafgarbe-Salbe

Zutaten:
3 Stängel blühende Schafgarbe
100 g Olivenöl
10 Blätter Spitzwegerich
100 g süßes Mandelöl
150 g Lanolin
40 g Bienenwachs
10 Tropfen Ringelblumen-Tinktur

Zubereitung:

1. Die Blüten und Blätter der Schafgarbe vom Stiel abstreifen und mit einem Messer auf einem Schneidebrett zerkleinern. In ein Glas füllen und mit dem Olivenöl übergießen, sodass alle Pflanzenteile bedeckt sind. Die Spitzwegerichblätter ebenso aufbereiten und mit dem Mandelöl bedecken. Beide Öle 1 Tag stehen lassen, die Blätter dürfen dabei nicht aus dem Öl ragen.

2. Beide Öle werden nun in einem hitzebeständigen Glas oder Topf zusammengegeben und unter Rühren auf ca. 70 °C erhitzt. Dann unter Rühren bis auf Handwärme abkühlen lassen.
3. Nun wird die Ölmischung durch ein Leinentuch gepresst und in einen größeren Messbecher oder Topf gefüllt. Das Lanolin und das Bienenwachs zu den Ölen geben und unter Rühren auflösen.
4. Jetzt wird sehr vorsichtig die Ringelblumen-Tinktur hinzugefügt. Aber Vorsicht: Wenn das Öl noch sehr heiß ist, kann der Alkohol „explodieren". Deshalb darf er immer nur tröpfchenweise zugegeben werden.
5. Unter stetigem Rühren die Masse langsam abkühlen lassen. Ab 35 °C können Sie ein paar Tropfen ätherischen Öls Ihrer Wahl dazugeben.
6. Die Salbe in kleine Salbendöschen füllen, beschriften, mit Datum und Verwendungszweck versehen und an einem kühlen Ort aufbewahren.

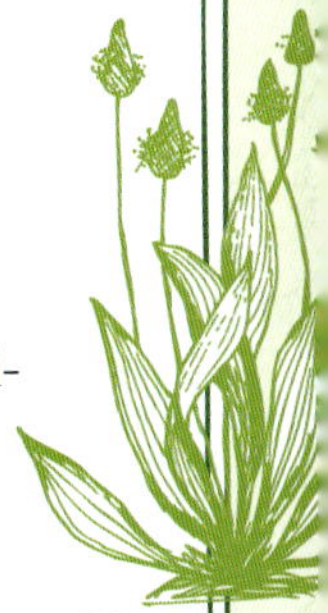

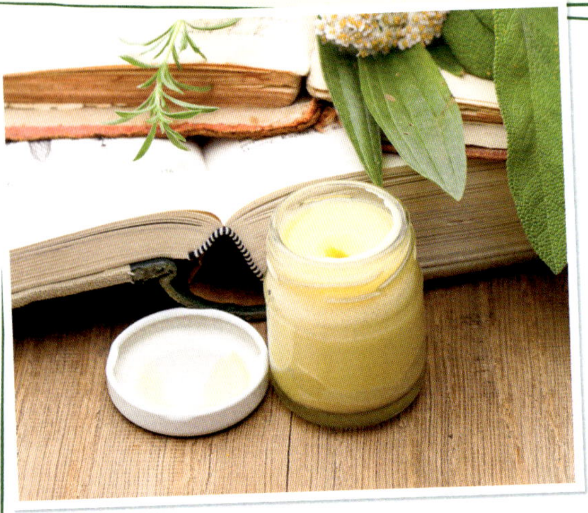

Die Haltbarkeit der Salbe beträgt kühl gelagert mindestens 1,5–2 Jahre.

Die Schafgarbe enthält sogenannte Gerbstoffe, die zusammenziehend wirken und somit Blutungen stillen können. Das ätherische Öl der Schafgarbe besitzt antibakterielle und wundheilende Eigenschaften.

Innerliche Anwendung

Schon der Botaniker und Arzt Hieronymus Bock (1498–1554) empfahl in seinem berühmten Kräuterbuch, den Wegerich gegen verschiedene Beschwerden einzusetzen:

So sollen drei in Wein gekochte Wegerichwurzeln gegen Fieber helfen, gekochte Blätter und Samen gegen Durchfall, Übergewicht und Auszehrung, Wegerichsamen und -blätter die Verstopfung von Leber und Nieren öffnen. Mit Honig vermischter Spitzwegerichsaft wurde zur Behandlung von Atemwegsbeschwerden gegeben – ein noch heute übliches Mittel.

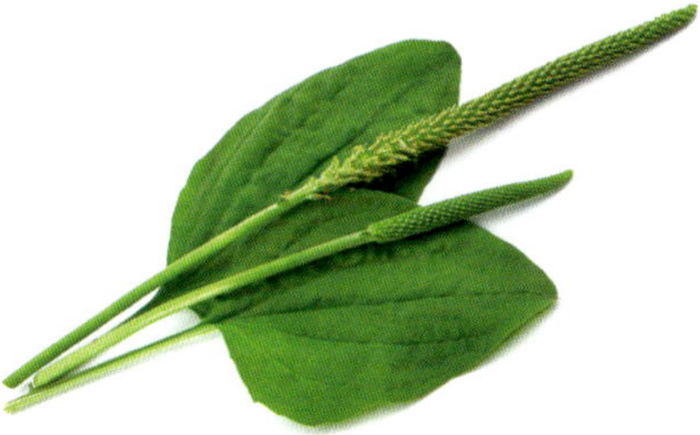

Allgemeiner Lungenstärkungstee

Zutaten:

1 Teil Schafgarbe
1 Teil Thymian
2 Teile Brennnesselblätter
2 Teile Lungenkraut
4 Teile Spitzwegerich

Zubereitung:

1. Alle Zutaten mischen, 2 Teelöffel davon in einen kleinen Topf geben und mit ¼ Liter kaltem Wasser übergießen.
2. Dieser Ansatz muss mindestens 1 Stunde ziehen, damit die wertvollen Schleimstoffe aus dem Spitzwegerich extrahiert werden können. Diese lösen sich nur in kaltem Wasser.
3. Nun wird der Tee erhitzt bis kurz vor dem Siedepunkt. Achtung: Der Tee darf nicht kochen, da die antibiotisch wirkenden Iridoide beim Kochen zerstört werden.

4. Nach Belieben etwas Honig hinzufügen. Täglich 2–3 Tassen trinken. Dieser Tee wirkt antibakteriell und antiviral, schleimhautschützend und lungenstärkend.

Spitzwegerichsirup

Zutaten für 2 Schraubgläser à ca. 300 g:

2 Handvoll Spitzwegerichblätter
250 g Zucker
Saft einer kleinen Zitrone

Zubereitung:

1. Möglichst saubere Spitzwegerichblätter sammeln, gegebenenfalls waschen und mit einem sauberen Geschirrtuch trocken tupfen. Die Blätter quer zur Längsfaser in ca. 1 cm große Stücke schneiden.

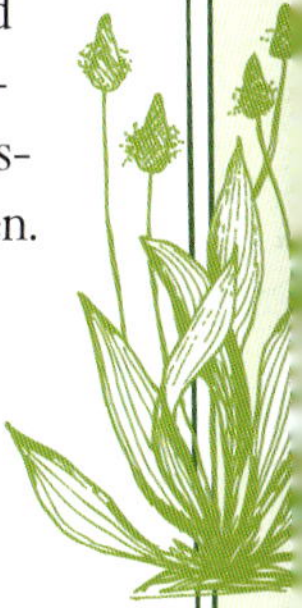

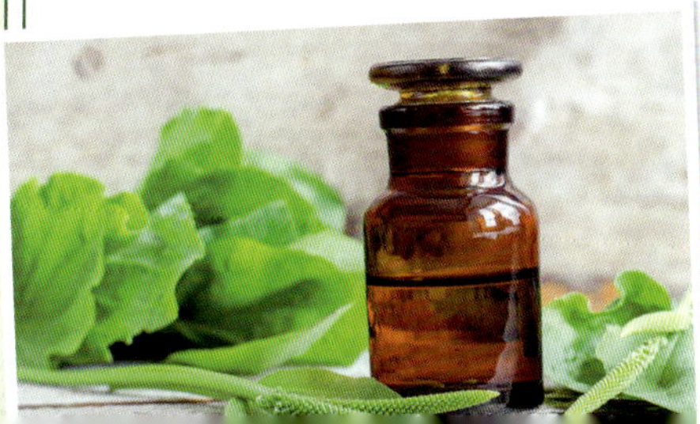

2. Ein Glas zur Desinfektion mit Alkohol auswischen. Abwechselnd eine ca. 1 cm dicke Lage Spitzwegerichblätter und Zucker in das Glas geben, dabei immer wieder mit dem Löffel festdrücken. Die letzte Lage sollte Zucker sein und den Spitzwegerich gut bedecken. Alles noch einmal gut mit dem Löffel festdrücken und das Glas fest verschließen.
3. Zum Durchziehen und Reifen das Glas für 2 Monate an einen möglichst gleichmäßig temperierten und dunklen Ort stellen, z. B. in den Keller oder eine Vorratskammer.
4. Nach 2 Monaten den Sirup in ein Wasserbad stellen und langsam erwärmen. Den Zitronensaft und etwa 20 ml abgekochtes, warmes Wasser unterrühren und 2 Stunden ziehen lassen. Durch ein Sieb in das zweite, desinfizierte Schraubglas abgießen.

5. Nun ist der Hustensirup fertig. Schon bei den ersten Hustenanzeichen mehrmals täglich einen Teelöffel davon einnehmen oder in den Tee rühren.

Um Schimmelbildung zu vermeiden, sollten Sie unbedingt darauf achten, immer einen frischen, sauberen Löffel zu benutzen und das angebrochene Glas im Kühlschrank aufzubewahren!

Wegerich-Presssaft

Er wird hergestellt aus Blättern und/oder Wurzeln des Wegerichs, indem man sie durch einen Fleischwolf treibt oder in einer speziellen Pflanzenpresse auspresst. Anschließend kühl lagern. Man nimmt 2–3 EL täglich zur Blutreinigungskur oder bei Gichtleiden.

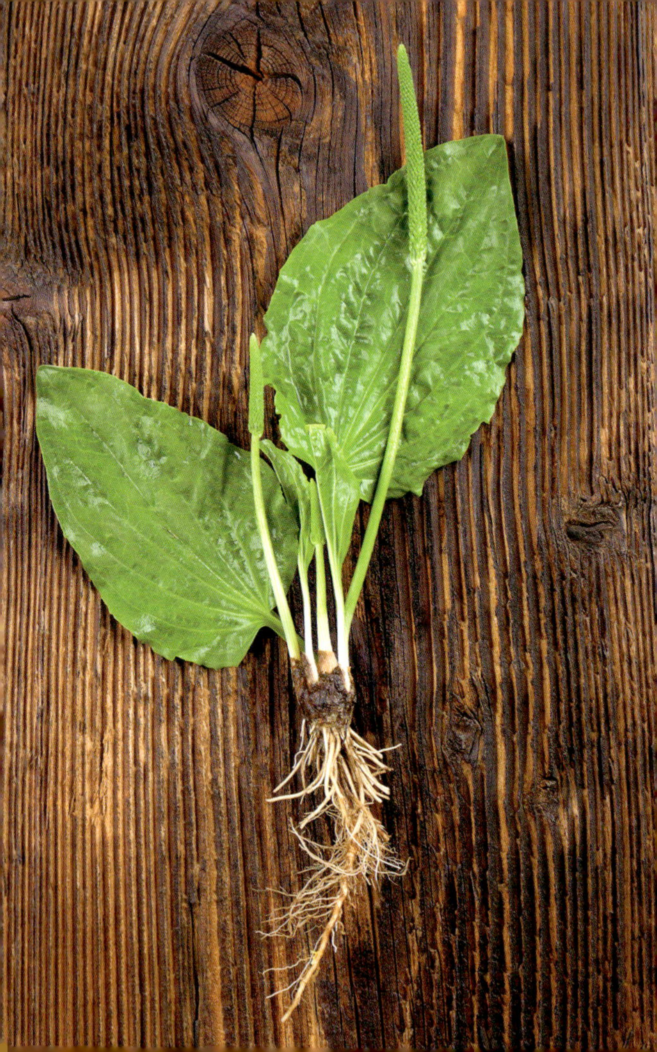

Homöopathie

In der Homöopathie wird der Wegerich in der Hauptsache eingesetzt bei:

- Zahn- und Ohrenschmerzen (Mittelohrentzündung)
- Trigeminusneuralgie (Neuralgie = Entzündung oder Verletzung der Nervenbahnen)
- Kopfschmerzen
- Erkrankungen der Harnblase und der Nieren
- Hautausschlägen
- Raucherentwöhnung (unterstützend)
- Angst- und Unruhezuständen
- Herzbeschwerden

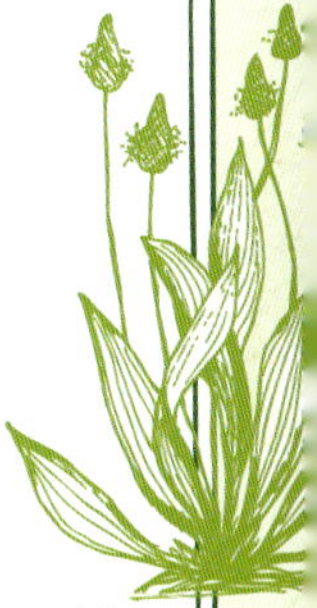

Kochen mit Wegerich

Der Geschmack des Breitwegerichs und des Mittleren Wegerichs kann als herb-kräftig bis aromatisch beschrieben werden. Der Spitzwegerich schmeckt deutlich feiner und hat ein ausgeprägtes Pilzaroma. Der Hirschhornwegerich ist delikat und eignet sich als Salatbeigabe wohl am besten: Da er nicht so fest in der Struktur ist, muss man ihn nicht kochen.

Ganz jung geerntet und fein geschnitten eignen sich alle Sorten als Zugabe zu Kräuterquark, Kräuterbutter und Ähnlichem. Wenn der Wegerich schon etwas älter und fester ist, müssen alle Arten, außer dem Hirschhornwegerich, blanchiert, gebraten oder gebacken werden. In ein feuchtes Tuch eingeschlagen kann der Wegerich 2–4 Tage im Kühlschrank aufbewahrt werden.

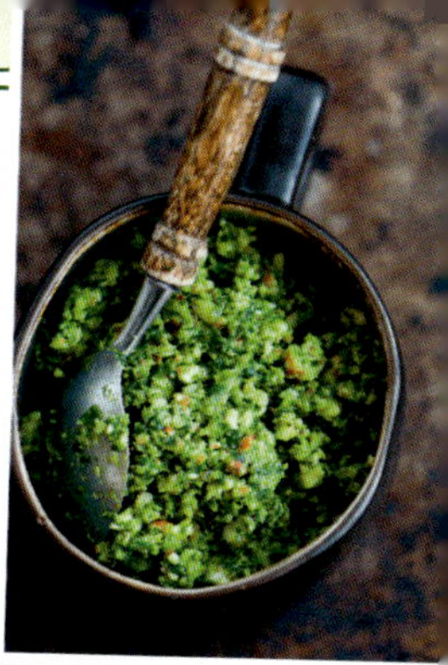

Gemischtes Wegerichpesto

Zutaten:

50 g Wegerichblätter (gerne auch unterschiedliche Sorten)
40–50 ml Olivenöl
20 g gemahlene Mandeln, Nüsse oder Kerne
20 g geriebener Käse
Salz, schwarzer Pfeffer

Zubereitung:

1. Die Wegerichblätter waschen und trocken tupfen. Bei älteren Blättern die Rippen bzw. Nervenfasern vom Stiel ausgehend aus dem Blatt ziehen. Die Blätter zusammen mit dem Olivenöl mit einem Pürierstab oder in der Küchenmaschine zu einer Paste verarbeiten.

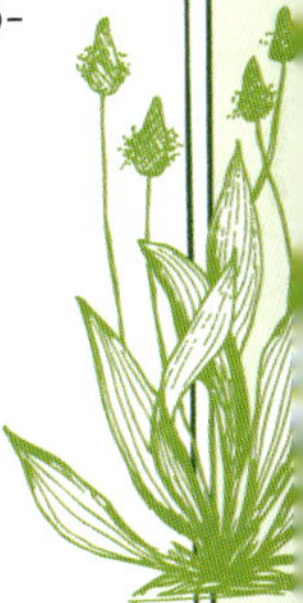

2. Die Mandeln und den Käse unterrühren und nochmals kurz mixen.
Mit Salz und Pfeffer würzen. Passt prima zu ofenfrischem Baguette, Pellkartoffeln oder Nudeln.

Sie können auch größere Mengen dieses Pestos herstellen und konservieren. An einem kühlen und dunklen Ort aufbewahrt, ist es bis zu einem Jahr haltbar. Voraussetzung für die lange Haltbarkeit sind allerdings absolut steriles Arbeiten (ausgekochte Gläser und Deckel) und große Aufmerksamkeit, damit nichts in oder ans Glas kommt, was da nicht hingehört.

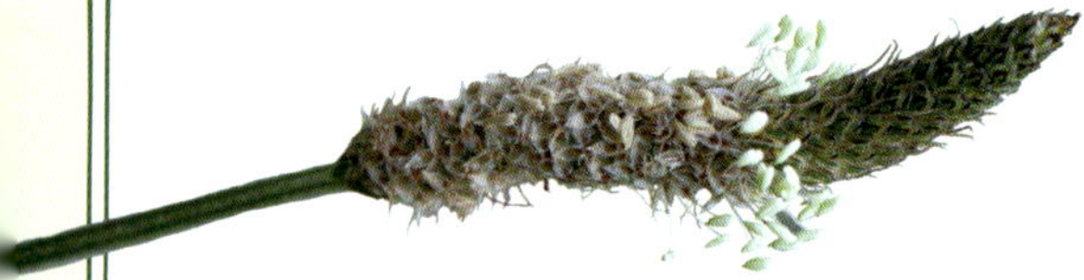

Auch darf kein Käse zugegeben werden, sonst fängt das Pesto innerhalb kürzester Zeit an zu gären und drückt sich unter dem Deckel hinaus – das ist nicht hübsch … und überaus übelriechend. Reiben Sie den Käse lieber frisch vor dem Essen auf das Pesto.

Nehmen Sie zum Abfüllen eher kleine Gläser (100–200 ml), dann ist der Verlust nicht so groß, wenn eines der Gläser doch einmal gärt oder schimmelt.

Das fertige Pesto in die ausgekochten, getrockneten Gläser füllen und die noch offenen Gläser fest auf eine Unterlage klopfen, damit alle Luftblasen entweichen können. Eine Schicht Öl auf das Pesto gießen, um das Schimmeln zu verhindern. Mit dem Deckel fest verschließen und kühl und dunkel aufbewahren.

Schnelle Wegerichsuppe

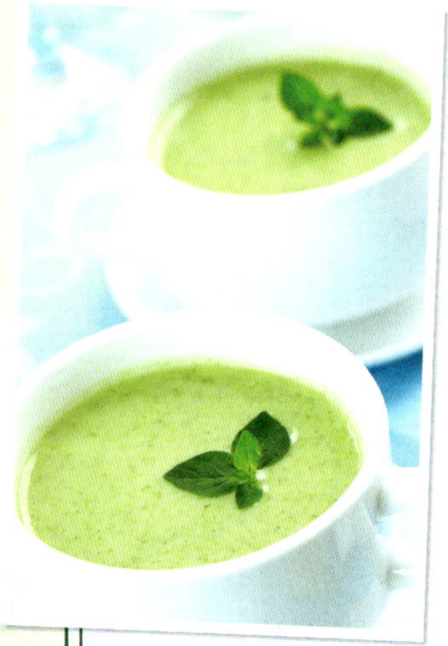

Wenn Sie bei einem Spaziergang Blätter verschiedener Wegericharten finden, können Sie diese sammeln und dann zu Hause eine leckere Suppe daraus kochen. Falls Sie junge Samenstände finden, sammeln Sie diese in einer Extratüte.

Zutaten für 4 Personen:

4 Handvoll Wegerichblätter
3 EL Butter
2 EL Mehl
1 l heiße Gemüsebrühe

Zubereitung:

1. Die Blätter waschen, trocken schütteln und in feine Streifen schneiden.
2. In einem großen Topf eine Mehlschwitze herstellen: Die Butter schmelzen lassen, das Mehl einrühren und dann unter ständigem Rühren die heiße Gemüsebrühe unterrühren.
3. Die Wegerichblätter dazugeben und alles ca. 15 Minuten köcheln lassen.
   Die Suppe nach Belieben pürieren.

TIPP

Besonders fein wird die Suppe, wenn Sie sie noch mit einem Eigelb legieren oder mit Sahne verfeinern. Falls Sie Samenstände gesammelt haben, können Sie diese in einer Pfanne mit wenig Fett anrösten und zur Suppe reichen.

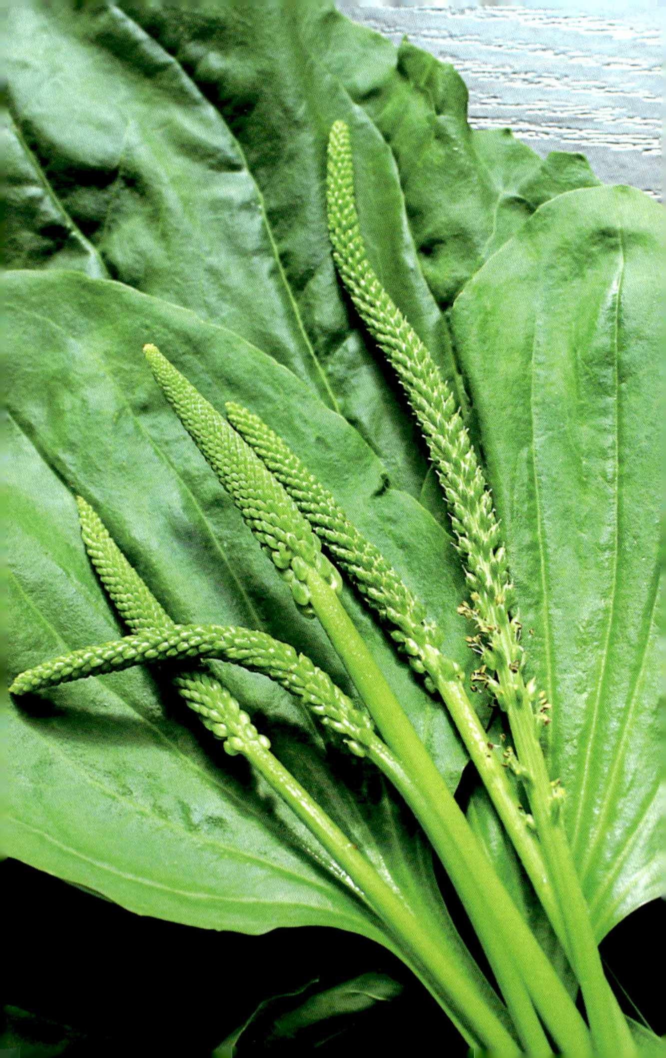

Breitwegerich in der Lagerfeuerküche

Sie benötigen möglichst große, unbeschädigte Breitwegerichblätter (pro Person 2 Stück) und eventuell andere aromatische Wildkräuter (Alternative: ein gutes Wildkräutersalz), Pesto und Schafskäse.

Die Wildkräuter, falls vorhanden, fein schneiden. Den Schafskäse in Stücke schneiden, die so groß sind, dass man sie noch ganz in das Blatt einpacken kann. Je ein Stück Schafskäse in die Mitte eines Wegerichblattes legen.

Das Pesto und die fein geschnittenen Kräuter bzw. das Wildkräutersalz darauf verteilen. Das Blattpäckchen mit einem Zahnstocher oder einem kleinen, angespitzten Ästchen verschließen.

Das Päckchen an den Rand des Feuers oder auf einen heißen Stein legen. Das Blatt darf nicht verkohlen und der Käse soll warm sein. Dazu passt geröstetes Brot oder eine Lagerfeuerkartoffel.

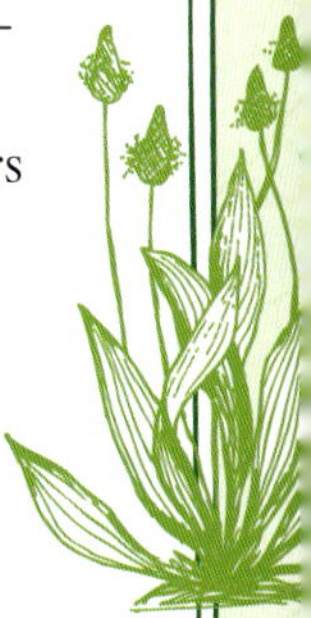

Hirschhornwegerichsalat mit Käsestückchen

Zutaten für 4–6 Personen:

500 g Hartkäse
100 g Hirschhornwegerich
2 Zwiebeln
4 EL Öl
2–3 EL Weinessig
1 EL Zitronensaft
Salz, Zucker, Pfeffer

Zubereitung:

1. Den Käse in kleine Würfel schneiden. Den Hirschhornwegerich waschen und abtropfen lassen. Die Zwiebeln abziehen und in Ringe schneiden.
2. Aus dem Öl, dem Essig, dem Zitronensaft und den Gewürzen eine Salatsoße herstellen. Den Käse, den Wegerich und die Zwiebeln auf einer Platte anrichten und die Soße darübergießen.

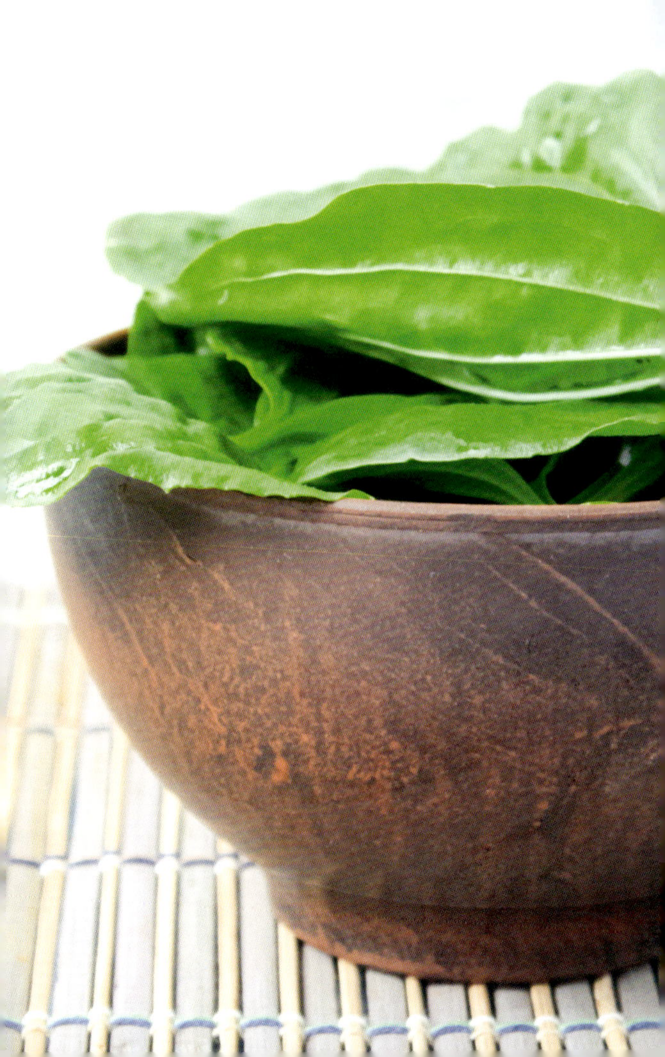

Frittierter Wegerich

(nicht für Hirschhornwegerich geeignet)

Zutaten für 10 Personen:
1 Ei
20–30 Wegerichblätter
100 g Mehl
1 TL (Kräuter-)Salz
150 ml Bier
2 EL Pflanzenöl
50 ml Frittieröl

Zubereitung:

1. Das Ei trennen. Die Wegerichblätter waschen und trocken tupfen. Das Eigelb, das Mehl, das Salz, das Bier und das Öl mit einem Schneebesen oder in der Küchenmaschine zu einem flüssigen Teig verrühren. Ist der Teig zu fest, noch ein bisschen Bier hinzufügen. Den Teig ca. ½ Stunde ruhen lassen.

2. Das Eiweiß steif schlagen und unter den Teig heben. In einer etwas tieferen Pfanne das Frittieröl erhitzen. Vorsicht: Nicht zu heiß werden lassen!
3. Die Wegerichblätter in den Teig tauchen und in dem heißen Fett goldbraun ausbacken. Auf Küchenpapier kurz abtropfen lassen und noch heiß servieren.

Auf diese Art und Weise können Sie alle möglichen Blätter, wie z. B. Salbei-, Beinwell- oder Borretschblätter, aber auch Kürbis- oder Nachtkerzenblüten ausbacken.

WEGERICH-CROÛTONS

Noch geschlossene Spitzwegerich-Blütenstände sammeln. In einer Pfanne ohne Fett leicht anrösten und über einen Salat geben.

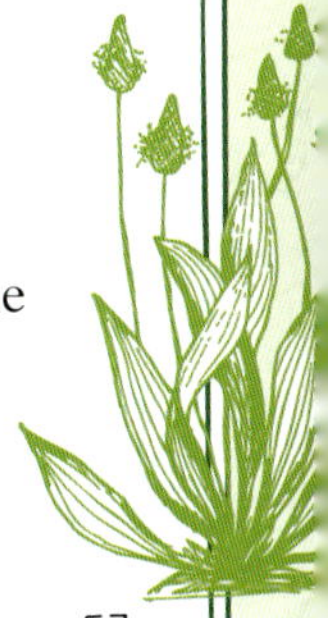

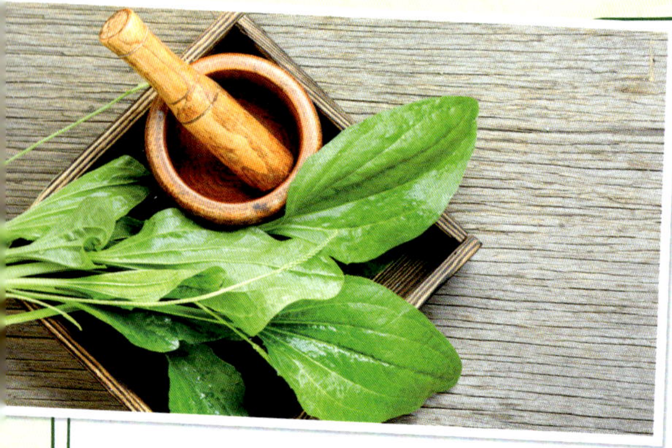

Wegerich-Rouladen

Zutaten für 5 Personen:
20 große Blätter Breitwegerich
etwas Butter und Semmelbrösel
¼ l passierte Tomaten
geriebener Käse nach Belieben

Für die Füllung:
100 g Quark
2 Eigelb
50 g geriebener Parmesan
Salz und Pfeffer

Zubereitung:

1. Die Wegerichblätter 2 Minuten in heißem Wasser blanchieren, abschrecken und abtropfen lassen.
2. Den Quark, das Eigelb und den Parmesan zu einer Füllung verrühren und mit Salz und Pfeffer abschmecken. Den Backofen auf 200 °C vorheizen.
3. Jeweils 4 Wegerichblätter überlappend nebeneinander legen und mit der Quarkmasse bestreichen. Aufrollen und in eine gebutterte, mit Semmelbröseln ausgekleidete Auflaufform legen. Die passierten Tomaten darüber verteilen, nach Geschmack noch etwas Käse darübergeben und das Ganze im vorgeheizten Backofen ca. 30 Minuten überbacken.

Dazu passen Reis, Salzkartoffeln oder gekochter Grünkern.

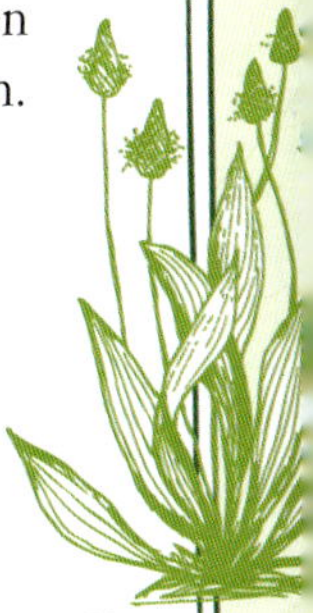

ASTROLOGIE UND PFLANZENKUNDE

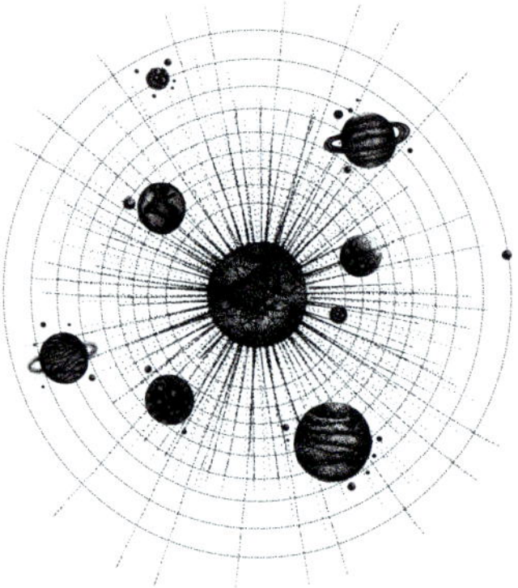

Breit-, Mittlerer und Spitzwegerich sind dem Planeten Merkur zugeordnet. Merkur kündet von der möglichen Integration von Materie, Geist und Seele, wobei die Seele bei ihm als vermittelndes Urprinzip an oberster Stelle steht.

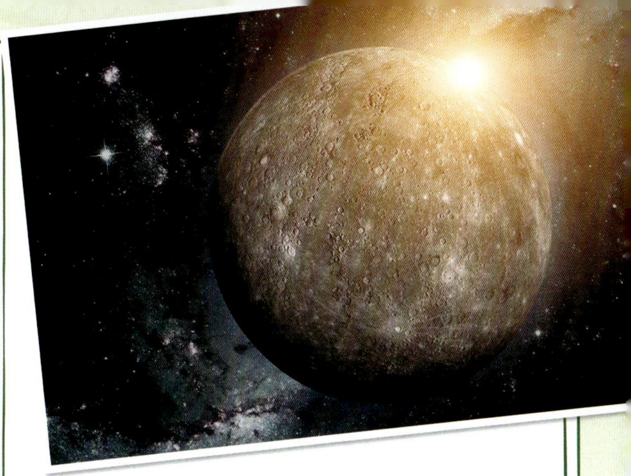

Hermes, der geflügelte Götterbote, kommt hier gerade recht: Dieser Mittler zwischen der Ober- und Unterwelt mit seinen geflügelten Stiefeln kennt den Weg in den Hades (Unterwelt) und kann ebenso ungehindert wieder in die diesseitige Welt zurückkehren. Oft bringt er jemanden, der am Rande des Todes steht, wieder ins Leben zurück, denn er ist unter den Göttern auch der Heiler. So kann er eine tödliche Blutung mittels des Wegerichs stoppen und den tot geglaubten Menschen retten.

Seelische Bedeutung

Die bereinigende Wirkung des Wegerichs wirkt sich auf seelische Konfliktsituationen aus, die „zäh" anhaften und die Vitalkräfte am freien Fluss hindern. Hier schafft der Wegerich eine Umkehr zu innerer Erneuerung und Klarsicht für die Gegenwart. Er löst seelisches Leid auf, das lange mit faulen Kompromissen gedeckelt wurde.

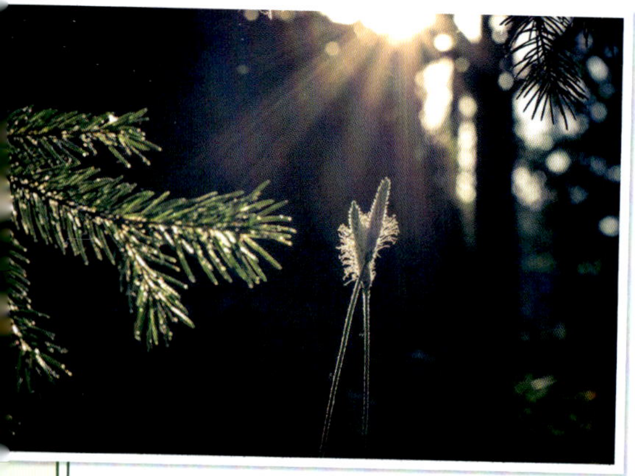

Wie Gott den Wegerich umbenennt

Gott weint nach mancher Kreation,
des Schöpfkinds Dankbarkeit erlahmt.
Es stiehlt den Tag und spottet Hohn,
und kennt den Herrn nur eingerahmt.

Ein eingefleischter Egoist
denkt – siehe Wortsinn – nur an sich.
Wie fremd ihm Altruismus ist,
zeigt beispielhaft der Wegerich.

Auf Wiesen und am Wegesrand
verdrängt er Kräuter, Blumen, Gras.
Das Grünzeug fragt im ganzen Land,
warum, zum Kuckuck, macht er das?

Den Herrn im Himmel plagen Zweifel,
er handelt, schaut nicht länger zu –
sonst führ' der Wegerich zum Teufel.
Er nennt das Kraut jetzt Wegerdu.

Ingo Baumgartner (1944–2015)

Genehmigte Lizenzausgabe
tosa GmbH
Industriestraße 19
64407 Fränkisch-Crumbach 2024
www.tosa-verlag.de

Idee und Projektleitung: Sonja Sammüller
Layout, Satz und Umschlaggestaltung:
design cat GmbH

ISBN 978-3-86313-082-4

Druck und Bindung in der EU
POLYGRAF PRINT spol. s r. o.
Čapajevova 44
08001 Prešov, Slowakei
www.polygrafprint.sk

Bildnachweis:
picture alliance:
dieKLEINERT.de U3
Shutterstock: Africa Studio 24; AnnyStudio 22, 26, 55; arigato 28, 34, 43, 48, 49, 51; DENIS ESAULOV 1987 52; Dn Br_shutterstock 61; Eskymaks 44; GoodStudio 60; Grandpa 33, 12; Helena Best 3, 5, 7, 9, 11, 13, 15, 19, 21, 23, 25, 27, 29, 31, 33, 35, 37, 39, 41, 43, 45, 53, 57, 59; Ingrid Balabanova 50; katarinag 62; kazmulka 41; Keikona 1; LAURA_VN 20; lgabriela 47; Lunov Mykola 58; Marta Jonina 17; NASA images 61; nnattalli 10; spline_x 39; Tarzhanova 35; unpict 38; Vova Shevchuk 5

Alle weiteren Bilder von design cat GmbH